Anleitung zum Heilen mit Quantenenergie

Selbstheilung und Fremdheilung

Friedbert Fromm

Herstellung und Verlag:

BOD GmbH Norderstedt - ISBN 978-3-8423-0723-0
Coverfoto: Fotolia.com ©billybear #7656544

Inhaltsverzeichnis

Jeder ist ein Heiler

Wenn es um die Heilung von Krankheiten geht, dann denkt fast jeder normalerweise zuerst an einen Arztbesuch. Ist man krank, braucht man Medikamente. Diese Meinung ist zwar immer noch in vielen Köpfen vorhanden, wird aber immer mehr durch Misserfolge der Schulmedizin, besonders bei chronischen Krankheiten, geschwächt.

Viele chronisch Kranke sind enttäuscht von der Schulmedizin und suchen deshalb nach Alternativen. Eine Alternative für viele Menschen ist es, zum Beispiel, zu einem Heilpraktiker zu gehen. Alternative medizinische Behandlungen, wie die Homöopathie oder die Akupunktur, sind bereits seit vielen Jahren in aller Munde. Diese Heilverfahren werden in aller Regel von einem Arzt oder Heilpraktiker durchgeführt. Es gibt jedoch auch Heilverfahren, welche von medizinischen Laien vollkommen problemlos durchgeführt werden können.

Die Rede ist von Heilverfahren die auf energetischen Methoden beruhen. Mit diesem kleinen Ratgeber möchte ich Ihnen eine Anleitung zur Selbst- und Fremdbehandlung, mit energetischen Techniken, bieten. Das energetische

Heilen ist keinesfalls neu, jedoch ist die Art und Weise der Durchführung, wie sie in diesem Buch beschrieben wird, erst seit Kurzem im deutschsprachigen Raum bekannt. Ganz egal, ob Sie nun Arzt, Heilpraktiker oder medizinischer Laie sind. Ich möchte Sie dazu einladen, die in diesem Ratgeber vorgestellten Übungen und Methoden, einfach auszuprobieren. Die Anwendung von energetischen Heilverfahren kann problemlos mit jeder anderen Form der Behandlung, wie zum Beispiel Medikamenten, verbunden werden. Oft ist es gerade diese Kombination, welche besonders wirksam ist.

Obwohl das Heilen mit Quantenenergie, meiner Erfahrung nach, hoch effektiv ist, sollte sie als Ergänzung zu den herkömmlichen Heilverfahren angesehen werden und nicht isoliert im Mittelpunkt stehen. Ich rate ebenfalls dazu, die im Folgenden beschriebenen Übungen und Methoden mit einer kindlichen Neugier auszuprobieren und nicht mit Anstrengung zu praktizieren. Seien Sie neugierig, aber versuchen Sie nichts zu erzwingen. Eine kindliche Neugier wird Ihnen bei der Umsetzung viel mehr helfen können, als der Versuch eine Wirkung erzwingen zu wollen. Zum Einen, weil ein Kind immer offen und vorurteilsfrei an Dinge herangeht, zum Anderen, weil die hier beschriebenen Techniken kinderleicht umzusetzen sind. Sie brauchen weder einen Doktortite,l noch ein jahrelanges Studium um die Wirkung der Quantenenergie spüren zu können. Möglicherweise brauchen Sie eine gewisse Zeit um ein entsprechendes Feingefühl und Gespür dafür zu bekommen, aber diesen Punkt sehe ich nicht als Schwierigkeit. Sie können nichts falsch machen. Es kann nichts passieren. Sie können Ihre eigenen Selbstheilungskräfte und die Selbstheilungskräfte anderer durch energetische Techniken aktivieren, jedoch nicht mindern. Sollten Sie also Fehler bei der Umsetzung der genannten Methoden machen, kann es nicht zu einer Verschlimmerung von Erkrankungen kommen.

Sie werden auch nicht als Behandler aktiv, wie es zum Beispiel der Arzt macht wenn er seinen Patienten eine Spritze mit einem Medikament verabreicht, das zielgerichtet auf ein Symptom, beziehungsweise eine Erkrankung einwirken soll. Sie verabreichen kein Mittel, sondern dienen vielmehr als Heilkraftvermittler mit dem Ziel, das energetische Gleichgewicht im Körper eines kranken Menschen wiederherzustellen. Dies ist das primäre Ziel der energetischen Heilarbeit. Das Besondere daran ist, dass dies nicht durch den Einsatz irgendwelcher Mittel oder Bemühungen erreicht werden soll, sondern es viel mehr einfach geschieht. Sie geben mit den in diesem Ratgeber veröffentlichten Methoden, lediglich den Anstoß dazu. Und genau dieser Anstoß kann es sein, der wahre Wunder vollbringen kann. In der täglichen Arbeit, in meiner Praxis, stelle ich das immer wieder mit Freude fest. Die Voraussetzung, für die erfolgreiche Heilarbeit mit Quantenenergie, ist jedoch immer eine gewisse Offenheit und das Einlassen darauf. Jeder, auch Sie, ist in der Lage die Selbstheilungskräfte anderer Menschen zu aktivieren bzw. energetisch aktivieren zu lassen.

Vielleicht können Sie es nun gar nicht abwarten die im Folgenden aufgeführten Methoden und Übungen auszuprobieren und anzuwenden? Vielleicht sind Sie jedoch auch skeptisch? Was haben Sie zu verlieren? Denken Sie nicht über die Möglichkeit von Erfolg oder Misserfolg nach, probieren Sie das Geschriebene einfach mit einer kindlichen Neugier aus. Ich bin mir sicher, dass selbst größte Skeptiker spürbare Veränderungen wahrnehmen werden, wenn sie sich offen auf die Übungen einlassen. Der Umgang mit der allumfassenden Lebensenergie ist den Menschen seit Jahrtausenden bekannt. Um nur ein Beispiel zu nennen, die Akupunktur. Ein Heilverfahren, bei dem die Lebensenergie mit Hilfe von feinen Nadeln aktiviert, beziehungsweise gelenkt werden soll. Lange Zeit in der westlichen Medizin als

Hokuspokus abgestempelt, wird sie nun auch von vielen westlichen Medizinern praktiziert und anerkannt. Als erfahrener energetischer Heiler erlebe ich ständig die Wirkung von energetischen Heilverfahren bei meinen Klienten. Diese für mich teilweise erstaunlichen Veränderungen lassen bei mir, bereits beim Schreiben dieser Zeilen, eine gewisse Vorfreude aufkommen. Vorfreude auf das, was Sie bei der Durchführung der in diesem Buch beschriebenen Methoden spüren werden. Und wie gesagt - Denken Sie an die kindliche Neugier!

Harmonisierung

Die erste Voraussetzung für Gesundheit und Heilung ist die Harmonie. Unser ganzes Sein strebt nach Harmonie und Frieden. Wenn man das liest, könnte man sofort widersprechen indem man zahlreiche Beispiele von Gewalttätern und größenwahnsinnigen Diktatoren aufzählt, die nichts anderes zu tun haben, als Harmonie zu zerstören. Wie ich aber schon sagte, Gesundheit und Heilung basieren auf Harmonie. Es gibt wohl keinen Gewalttäter und größenwahnsinnigen Diktator auf der Welt, den man als geistig gesund erklären könnte. Nun aber zur ersten Übung in diesem Buch, die Ihnen auf unterhaltsame Weise unser Streben nach Harmonie verdeutlichen soll. Lesen Sie bitte nicht weiter, bis Sie diese Übung vollendet haben. Das ist ganz wichtig.

Übung:

Setzen Sie sich bequem auf einen Stuhl. Beide Füße stehen nebeneinander auf dem Fußboden. Heben Sie nun das rechte Bein an, so dass der rechte Fuß in der Luft hängt. Beginnen Sie nun damit Ihren rechten Fuß im Uhrzeigersinn zu kreisen. Nachdem Sie den Fuß nun mindestens fünf Mal im Uhrzeigersinn kreisen lassen haben,

beginnen Sie mit der rechten Hand die Zahl 6 in die Luft zu malen, als würden Sie diese an eine Tafel schreiben. Wichtig ist, dass Ihr rechter Fuß weiterhin im Uhrzeigersinn kreist.
(Ende der Übung)

Und? Haben Sie etwas bemerkt? In welche Richtung kreiste nun Ihr rechter Fuß? Immer noch im Uhrzeigersinn? Spürten Sie, dass Sie unbewusst danach strebten, die Kreisbewegung Ihres rechten Fußes Ihrer Handbewegung anzupassen? Vielleicht kreiste auch Ihr rechter Fuß plötzlich entgegengesetzt zum Uhrzeigersinn. In manchen Fällen kann es auch vorkommen, dass man in dem Moment, in dem man die Sechs in die Luft malt, plötzlich bemerkt wie der Fuß einfach nur hin und her pendelt.

Wenn Sie diese Übung nun noch einmal wiederholen, wird Ihnen das Gleiche wahrscheinlich noch einmal passieren. Probieren Sie es ruhig aus. Erst nach einer gewissen Zeit des Trainings oder wenn Sie ein Mensch sind, der zum Beispiel eine Sportart betreibt in der Koordination sehr wichtig ist, sind Sie in der Lage Fuß und Hand in unterschiedliche Richtungen zu bewegen. Sie können also dann Ihre Hand entgegengesetzt zum Uhrzeigersinn drehen und

Ihren Fuß im Uhrzeigersinn. Diese Fähigkeit setzt jedoch ein gewisses Training voraus. Die Tatsache, dass diese Übung von einigen Mentalisten dazu benutzt wird, um ihr Publikum zu beeindrucken, schwächt die Aussagekraft in meinen Augen kaum. Es handelt sich hierbei nicht um einen Trick, sondern um eine natürliche Reaktion die zeigt, dass wir grundsätzlich nach Harmonie streben. Wie ich bereits erwähnt hatte, geht es in der energetischen Heilarbeit um die Wiederherstellung des energetischen Gleichgewichts im Körper.

Ein kranker Körper befindet sich, in jeder Hinsicht, in einer Disharmonie. Was hört ein kranker Mensch, der zum Arzt geht und eine Diagnose gestellt bekommt? Na klar, nichts anderes als die Bestätigung des Arztes dafür, dass etwas im wahrsten Sinne des Wortes aus dem Gleichgewicht geraten ist. Zum Beispiel: Die Organfunktionen sind gestört. Der Blutdruck ist zu hoch oder zu niedrig. Das Herz rast zu schnell.

Das Besondere an der Übung mit dem kreisenden Fuß ist, dass Sie uns auch das Bestreben unseres Körpers und Geistes aufzeigt, einen nicht harmonischen Zustand wieder ins Gleichgewicht zu bringen. Nichts anderes passiert, wenn wir uns in den Finger schneiden. Die Messerklinge zerstört die Haut und die sich darin befindenden kleinen Blutgefäße. Es entsteht ein auf Dauer für unseren Körper nicht tragbarer Zustand - es blutet. Oft genügen wenige Minuten und die Blutung stoppt. Ein paar Tage später ist dann nichts mehr von diesem Schnitt zu sehen. Wie von Zauberhand hat sich die Wunde geschlossen und die Harmonie ist wiederhergestellt. Dieses Wunder geschieht täglich und meiner Meinung nach sollten die Menschen wieder damit beginnen, diesen kleinen Wundern der Heilung mehr Aufmerksamkeit zu schenken. Dazu fällt mir eine kleine Geschichte ein.

Ein Mönch, der sich auf Auslandsreise in den Tropen befand und keine Ahnung von den Gefahren des Dschungels hatte, spazierte betend und verträumt vor sich hin. Während er in seiner Bibel las und seine nächste Predigt vorbereitete, spürte er nicht wie er mehr und mehr im Moor versank und der Boden unter seinen Füßen immer weicher wurde. Erst als es zu spät war, er sich nicht weiter fortbewegen konnte und mehr und mehr im Morast versank, begann er die Gefahr zu erkennen. Er betete zu Gott, dass dieser ihm helfen würde. Während er betete, kam ein Einheimischer vorbei, der wohl noch nie etwas von Jesus oder Gott gehört hatte. Er bot dem, für ihn komisch aussehenden, Mönch sofort seine

Hilfe an, doch dieser verweigerte mit den Worten: "Nein danke, Gott wird mir helfen". Schließlich musste der Mönch seinen Glauben gegenüber dem Ungläubigen demonstrieren. Er war tatsächlich fest davon überzeugt, dass Gott ihm helfen würde. Der Einheimische ging daraufhin weiter und erzählte in seinem Dorf von diesem komisch gekleideten Mann im Morast, der dabei war zu sterben. Sofort liefen die stärksten Männer des Dorfes los, um dem Mönch doch noch zu helfen. Aber wieder antwortete er: "Nein danke, Gott wird mir helfen".

Daraufhin versank der Mönch im Morast und starb. Im Himmel angekommen fragte er Gott, in tiefster Enttäuschung, warum er ihm denn nicht geholfen habe. Gott antwortete: "Ich habe zwei Mal Helfer gesandt, doch du hast ihre Hilfe verweigert."

Wir sehen diese Wunder der Heilung täglich im Kleinen, beachten diese aber zu selten, weil sie uns nicht groß genug erscheinen. Ihr Körper strebt nach Harmonie und strebt danach sich selbst zu heilen. Leider gelingt ihm das nicht immer. Auch wenn Ihr Körper und Geist danach streben Harmonie wiederherzustellen, gibt es Situationen in denen es ihm einfach nicht möglich ist. Warum ist das jedoch so? Warum geschehen täglich wundersame Heilungen in der Welt, die Mediziner nicht erklären können und zeitgleich gibt es zahlreiche Menschen die an ihren Erkrankungen leiden oder sogar sterben?

Kann die Erklärung dafür die bestehende Disharmonie in unserer Welt sein? Unzählige Einflüsse von außen bringen uns ständig aus dem Gleichgewicht. Stress, Streit, Probleme oder Menschen die uns etwas Böses wollen. Egal wie sehr wir uns darum bemühen harmonisch zu leben, irgendwann kommt etwas von außen auf uns zu und bringt uns aus dem Gleichgewicht. Ist es nicht so? Man steht früh genug auf um pünktlich bei der Arbeit zu sein und bleibt dennoch im Stau stehen, was zur Folge hat, dass wir zunächst wegen des Zeitdrucks in Stress geraten. Anschließend wird uns dann noch von unserem Chef die Hölle heiß macht. Es gibt tausende Beispiele die man hier nennen könnte. Ich denke Ihnen fallen selbst sofort zahlreiche Dinge ein, die Sie im Alltag, und vielleicht auch ständig, aus dem Gleichgewicht bringen.

Hat es dann überhaupt noch einen Sinn über Harmonie zu sprechen, wenn wir sowieso täglich aufs Neue aus dem Gleichgewicht geraten? Können wir überhaupt ein gesundes Leben führen, wenn die Ursache für Disharmonie nicht immer von uns selbst ausgeht? Die Antwort ist - ja! Denken Sie bitte noch einmal an unsere Übung. Erinnern Sie sich an den Moment, als Sie feststellten, dass Ihr Bein danach strebte, harmonisch mit Ihrer Handbewegung die Richtung zu wechseln? Haben Sie irgendetwas dazu beigetragen, dass Ihr Bein sich plötzlich anders herum dreht oder das Bestreben dazu hatte? Ihre Antwort ist sicher - nein!

Ganz genau, es geschah von selbst. Ohne Ihr bewusstes Zutun strebte Ihr ganzes Sein danach, die Drehbewegung zwischen Hand und Fuß zu harmonisieren. Denken Sie an das kleine Wunder, wenn Sie sich in den Finger schneiden. Müssen Sie irgendetwas dafür tun, dass die Schnittwunde sich schließt? Selbst wenn es eine tiefe Wunde wäre, die von einem Arzt genäht werden würde. Glauben Sie, dass diese sich nicht auch von selbst schließen würde? Natürlich! Ich spreche hier nicht von unnatürlichen schlimmen Verletzungen, wie zum Beispiel die Amputation von Gliedmaßen, die beispielsweise bei einem Verkehrsunfall entstehen können. Ich bin mir sicher, dass bei einigen von Ihnen, liebe Leserinnen und Leser, dieser Gedanke jetzt auftaucht. Konzentrieren Sie sich vielmehr auf die kleinen Wunder und erkennen Sie diese als Beweis, für das Bestreben unseres Organismus einen harmonischen Zustand wiederherzustellen. Heilung geschieht von selbst. Wir müssen nichts dafür tun, außer den Weg dafür zu ebnen. Davon bin ich fest überzeugt.

Das reine Bewusstsein

Haben Sie schon einmal Folgendes erlebt?
Sie unterhalten sich mit jemandem und während Ihr gegenüber Ihnen etwas erzählt, spüren Sie eine gewisse geistige Entspannung, Ihre Aufmerksamkeit löst sich von Ihrem Gesprächspartner und Ihr Blick bleibt irgendwo im Raum stehen. Sie hören zwar, was Ihr gegenüber redet, nehmen jedoch nicht mehr den Inhalt wahr. In Ihrem Kopf herrscht für eine kurze Zeit, von einer bis wenige Sekunden, absolute Stille. Dann auf einmal hören Sie, wie Ihr Gegenüber Ihren Namen ruft, weil Ihr Gesprächspartner mitbekommen hat, dass Sie ihm nicht mehr folgen. Sicher kommt Ihnen diese oder eine ähnliche Situation sehr bekannt vor, oder? Was haben Sie in diesem Moment getan? Ich bin mir sicher, dass viele von Ihnen, liebe Leserinnen und Leser, nun antworten würden, dass Sie geträumt haben. Haben Sie das jedoch wirklich? Oft ist es in diesen kleinen kurzen Momenten doch so, dass man nicht träumt, sondern einfach nur da ist. Träumen bedeutet etwas zu erleben.

Man folgt inneren Bildern und Gefühlen. Diese Situation kommt zum Beispiel bei einem langweiligen Gespräch sicher auch vor. Ich meine jedoch jene Situationen, in denen man wirklich spürt, wie es über einen kommt, man einfach abschaltet, sich der Blick irgendwo fixiert und teilweise sogar verschwimmt. In diesen Situationen befindet man sich einfach nur im Hier und Jetzt und ist, für eine bis wenige Sekunden, geistig vollkommen entspannt und ruhig. Wenn man in Bezug auf die Quantenheilung von diesem Zustand spricht, dann ist häufig von dem Begriff "klares oder reines Bewusstsein" die Rede.

Häufig erleben Menschen diesen Zustand auch nach einem ausgiebigen Mittagsschlaf, bei dem man ungestört ist und langsam aufwacht. Ohne dass der Wecker klingelt öffnen Sie die Augen und liegen einfach nur da. Geistig und körperlich völlig entspannt starren Sie mit einem verträumten Blick die Decke an. Erst nach einiger Zeit, wenn Sie beispielsweise die ersten Geräusche um sich herum wieder bewusst wahrnehmen, beginnen Sie wieder die ersten Gedanken zu fassen. Kennen Sie das etwa nicht? Ich bin überzeugt davon, dass Sie diesen Zustand schon erlebt haben, denn dieser Zustand ist ein völlig natürlicher Zustand, den Menschen sogar mehrmals täglich erleben können. In den meisten Fällen erleben wir diesen

Zustand völlig unbeabsichtigt. Er schleicht sich einfach ein. In diesem wunderschönen Zustand, den jeder Mensch als angenehm empfindet, sind wir bei vollem Bewusstsein und trotzdem denken wir nicht. Ein Zustand voller Harmonie, sowohl geistiger als auch körperlicher Entspannung. Der Zustand des reinen Bewusstseins ist ein Zustand ohne blockierende oder schädigende Gedanken. Wir existieren in diesem Moment ohne Sorgen, Kummer oder Ängste, egal was uns sonst so im Alltag beschäftigt. Die Beziehungskrisen, Geldsorgen, Krankheit oder sogar Schmerz, in dem kurzen Augenblick, in dem wir uns in reinem Bewusstsein befinden, spielt nichts mehr eine Rolle.

Können Sie sich vorstellen, dass genau dieser Zustand sehr entscheidend für den Heilungsprozess sein kann? Wenn man beachtet, dass in diesem Zustand weder Sorgen, Not, noch Schmerz eine Rolle spielen, dann muss das schon ein ganz besonderer Bewusstseinszustand sein. Und genau das ist er auch. In diesem Zustand kann Heilung wie von selbst entstehen, da Geist und Körper sich genau in diesem Moment harmonisieren. Die Zeitspanne dieser Zustände, die wir meist unwillkürlich erleben, ist leider sehr kurz. Da es sich jedoch um einen völlig natürlichen Zustand handelt, können wir durch ein bisschen Übung zum Einen die Zeitspanne dieser Zustände verlängern und zum Anderen diesen Zustand auch willkürlich herbeiführen. Es gibt verschiedene Methoden dazu, Zwei davon möchte ich Ihnen nun vorstellen:

Erste Übung:

Legen Sie sich bequem auf eine weiche Unterlage oder setzen Sie sich auf einen bequemen Stuhl. Schließen Sie die Augen und atmen Sie tief ein. Halten Sie jetzt den Atem so lange an, bis Sie spüren, dass sich der natürliche Atemreflex meldet. Übertreiben Sie es dabei nicht. Es reicht wenn Sie den Atem ein paar Sekunden anhalten. Atmen Sie dann wieder aus und anschließend normal weiter. Sie werden nun spüren, wie der Austausch in Ihrem Körper Sie mehr und mehr entspannt. Mit dieser kleinen Atemtechnik gelingt es oft sehr schnell sich zu entspannen. Stellen Sie sich nun bitte folgende Fragen nach einander:

1. Wer bin ich?
2. Warum bin ich derjenige, der ich bin?
3. Wer wäre ich, wenn ich nicht ich wäre?
4. Wer oder was hätte ich noch sein können?

Öffnen Sie wieder Ihre Augen und überlegen Sie bitte einmal, was Sie in der kurzen Zeitspanne, zwischen den an Sie selbst gerichteten Fragen und der Formulierung der Antworten (falls es Ihnen möglich war), gedacht haben.

Fällt es Ihnen schwer eine Antwort auf diese Überlegung zu finden? Ich möchte Ihnen helfen. Selbst wenn es Ihnen möglich war, auf jede der vier Fragen eine Antwort zu finden, so gab es zwischenzeitlich Momente des klaren Bewusstseins. Diese Momente waren sehr kurz, aber sie waren da.

Um den Zustand des klaren Bewusstseins, wenn auch nur sehr kurz, zu erleben schlage ich vor, dass Sie diese Übung einige Male wiederholen. Sie wissen nun, dass es sich bei dem Zustand kurz nach der gestellten Frage, um den Zustand des reinen Bewusstseins handelt. Erleben Sie diesen Zustand einfach und lassen Sie ihn auf sich wirken. (Ende der Übung)

Eine weitere, und in meinen Augen noch effektivere, Übung ist die Folgende:

Zweite Übung:

Setzen Sie sich auf einen bequemen Stuhl oder legen Sie sich bequem hin. Schließen Sie wieder Ihre Augen. Atmen Sie tief ein und halten Sie den Atem erneut einige Sekunden an. Wenn der Körper Ihnen durch den Atemreflex zeigt, dass es an der Zeit ist weiter zu atmen, atmen Sie einfach aus und folgen Sie Ihrem natürlichen Atemrhythmus. Sie werden wieder spüren, wie sich der Körper nach der kurzen Atempause mehr und mehr entspannt. Achten Sie nun darauf, dass Ihr Mund geschlossen ist und Sie ausschließlich durch die Nase atmen. Stellen Sie sich dabei vor, dass Sie nur durch das rechte Nasenloch einatmen und nur durch das linke Nasenloch ausatmen. Rechts ein, links aus. Versuchen Sie dabei gedanklich dem Kreislauf der Atemluft zu folgen. Selbstverständlich ist es anatomisch nicht möglich, dass Sie wirklich nur durch das rechte Nasenloch einatmen und durch das Linke ausatmen. Es geht jedoch hierbei nur um Ihre Vorstellung. Jedes Mal, wenn Sie einatmen, versuchen Sie sich vorzustellen, wie die Luft nur durch das rechte Nasenloch einströmt und Ihren

Körper durch das linke Nasenloch verlässt. Nach wenigen Minuten werden Sie vollkommen ruhig und gelassen sein und sich im Zustand des reinen Bewusstseins befinden. Wenn Sie diesen Zustand halten, kann es vorkommen, dass Sie beginnen innere Bilder zu sehen oder Gefühle zu erleben. Sollte das so sein, dann lassen Sie diese wie Wolken einfach an Ihnen vorüber ziehen. Lassen Sie jeden Gedanken der kommt, einfach wieder gehen. (Ende der Übung)

Meiner Meinung nach ist diese Übung hocheffektiv und ich praktiziere sie selbst fast täglich. Nach einiger Zeit der Übung werden Sie merken, dass der Zustand des klaren Bewusstseins dadurch, wann immer Sie es wollen, herbeigeführt werden kann und immer länger anhält.

Sie brauchen nichts Anderes zu tun, als der genannten Übung zu folgen. Versuchen Sie bitte nicht, diesen Zustand bewusst herbeizuführen, denn dann denken Sie wieder. Folgen Sie einfach dem Kreislauf Ihrer Atmung. Sie atmen durch das rechte Nasenloch ein und stellen sich vor wie die Luft, durch das rechte Nasenloch, in Ihren Körper hineinströmt. Sie atmen durch das linke Nasenloch wieder aus und stellen sich vor wie die

Luft über Ihre Atemwege, durch das linke Nasenloch, Ihren Körper verlässt. Das ist alles.

Jeder Gedanke entspringt dem reinen Bewusstsein. Das reine Bewusstsein ist immer vorhanden. Es ist immer präsent. Aus diesem Grund ist es eigentlich falsch zu sagen, dass die genannten Übungen dazu dienen es herzustellen. Vielmehr ist es so, dass die Übungen dazu dienen wieder dahin zurückzufinden und Gedanken einfach zerfließen zu lassen. Vielleicht werden Sie sich jetzt folgende Fragen stellen: Sollen wir denn nun alle in einem Zustand der Gedankenlosigkeit leben um Gesundheit zu halten oder wieder zu erlangen? Ist das überhaupt möglich?

Warum hat man uns Menschen dann die Möglichkeit des Denkens gegeben und was wären wir ohne unsere Gedanken? Selbstverständlich müssen und können Sie nicht ständig in einem Zustand des klaren Bewusstseins umherwandeln. Gedanken sind auch nicht gleich Gedanken. Es gibt positive und negative Gedanken. Gedanken können heilbringende Gefühle auslösen, aber auch Disharmonien erzeugen und krank machen. Wenn Disharmonien in unserem Körper entstanden sind, wirken sie sich häufig in Form von Symptomen und Krankheiten aus. Nicht der gesamte Körper, sondern nur einzelne Bereiche des Körpers, wie zum Beispiel Schulter, Nacken, Kniegelenk oder auch Nerven oder unsere Psyche, sind dann betroffen.

Bis hierhin haben Sie nun Einiges über das Streben des Körpers nach Harmonie und deren Wichtigkeit erfahren. Sie sind sich des klaren Bewusstseins bewusst geworden und es ist nun an der Zeit einen Schritt weiter zu gehen.

Der Selbstheilungsprozess ist übrigens ständig in Gang, selbst wenn Sie zu den Menschen gehören, die unter ständigem Stress und Druck stehen, ist er aktiv. Er ist jedoch dann so geschwächt, dass Heilung nicht so schnell und intensiv einsetzt, wie sie könnte. Wichtig ist, dass Sie an dieser Stelle nur dann weiterlesen, wenn Sie die genannten Übungen auch wirklich ausprobiert haben. Nun ist es an der Zeit den, durch das klare Bewusstsein geförderten, Selbstheilungsprozess über unsere Aufmerksamkeit zu lenken. Diese Fähigkeit ist keinesfalls nur indischen Fakiren vorbehalten. Durch einfache Übungen werden Sie feststellen, dass auch Sie mit der Zeit immer mehr dazu in der Lage sein werden.

Aufmerksamkeit

Am Anfang dieses Kapitels möchte ich gleich damit beginnen, Ihnen eine Übung vorzustellen, die zum Einen Ihre Aufmerksamkeit schult und zum Anderen die Fähigkeit diese zu lenken.

Beginnen wir nun damit Ihre Aufmerksamkeit zu trainieren.

Übung (erster Teil):

Setzen Sie sich bequem auf einen Stuhl und lenken Sie ihre Aufmerksamkeit in Ihre linke Hand. Kneifen Sie bitte nun mit den Fingernägeln des Daumens und des Zeigefingers der rechten Hand, in die Haut des linken Handrückens. Kneifen Sie zunächst vorsichtig und erhöhen den Druck bis es leicht schmerzt, jedoch auszuhalten ist. Sobald Sie einen leichten Schmerz spüren, halten Sie den Druck so aufrecht, dass der Schmerz 5-8 Sekunden lang anhält und lassen Sie dann los.

Konzentrieren Sie sich nun vollständig auf Ihren Handrücken der linken Hand. Lenken Sie wirklich Ihre komplette Aufmerksamkeit in den Schmerz. Fühlen Sie sich in ihn hinein. Versuchen Sie den

Schmerz zu deuten. Ist es eher ein stechender Schmerz? Ist es eher ein brennender Schmerz? Wie fühlen Sie sich mit diesem Schmerz?
(Ende der Übung)

Haben Sie die Übung mit Ruhe durchgeführt und versucht meine Fragen wirklich offen zu beantworten? Sehr gut. Gehen wir nun zum zweiten Teil dieser Übung über.

Übung (zweiter Teil):

Massieren Sie den Handrücken der linken Hand etwas und lassen Sie etwas Zeit vergehen, so dass keine Kneifspuren (Druckstellen) mehr zu sehen sind und auch der Schmerz komplett verschwunden ist. Setzen Sie sich nun wieder bequem auf einen Stuhl, diesmal vor einen Tisch, atmen Sie ein paar Mal ruhig und gleichmäßig ein und aus. Kneifen Sie nun wieder mit dem Zeigefinger und dem Daumen der rechten Hand (am besten mit den Fingernägeln) in den Handrücken Ihrer linken Hand. Nehmen Sie jedoch eine andere Stelle als vorher. Geben Sie wieder so viel Druck, dass Sie einen Schmerz spüren, dieser jedoch noch auszuhalten ist. Halten Sie den Druck und dadurch den Schmerz so lange wie beim ersten Mal gleichmäßig an. Lassen Sie dann den linken Handrücken los und legen Sie Ihre rechte Hand auf den vor oder neben Ihnen stehenden Tisch. Ganz wichtig: Lenken Sie nun Ihre ganze Aufmerksamkeit nur in Ihre rechte Hand. Nichts Anderes ist jetzt mehr wichtig. Fühlen Sie sich voll und ganz in Ihre rechte Hand hinein. Fühlen Sie die Stelle, an der Ihre Hand auf dem Tisch auffliegt. Sie können sich leichter auf Ihre rechte Hand konzentrieren, wenn Sie sich folgende Fragen stellen:

Ist diese Stelle eher kalt oder warm?

Ist der Druck mit dem Ihre rechte Hand auf dem Tisch liegt eher leicht oder stark?

Ist die Tischoberfläche eher glatt oder rau?

Lassen Sie sich zur Beantwortung dieser Fragen bitte genügend Zeit und versuchen Sie diese wirklich zu beantworten. Es ist wichtig, dass Sie versuchen jede einzelne Frage für sich selbst ausführlich und zutreffend zu beantworten.

(Ende der Übung)

Bitte führen Sie diese Übung zunächst mit voller Konzentration durch und lesen Sie dann weiter.

Konnten Sie die Fragen für sich selbst zutreffend beantworten? Haben Sie auf jede dieser drei Fragen eine Antwort gefunden? Dann lassen Sie mich bitte eine weitere Frage stellen. Wie empfanden Sie in diesem Moment den Schmerz, verursacht durch das Kneifen, auf Ihrem linken Handrücken?

Fällt es Ihnen schwer diese Frage zu beantworten? Das würde mich keinesfalls wundern, schließlich haben Sie sich voll und ganz auf die Gefühle Ihrer rechten Hand konzentriert und dadurch automatisch Ihre Aufmerksamkeit vom Schmerz abgelenkt. Sie haben sich nicht damit beschäftigt wie intensiv der Schmerz ist oder ob es eher ein stechender oder brennender Schmerz ist.

Nein, Sie haben sich nur darauf konzentriert, wie sich Ihre rechte Hand auf der Tischplatte anfühlt. Da Menschen Ihre Aufmerksamkeit nur auf eine Sache richten können, wurde der Schmerz in der linken Hand zur Nebensache. Der Schmerz im linken Handrücken war mit Sicherheit für einige von Ihnen, liebe Leserinnen und Leser, noch spürbar. Allerdings, wird er nicht so intensiv gewesen sein, wie beim ersten Durchgang dieser

Übung, bei der Sie Ihre volle Aufmerksamkeit nur und gezielt auf den Schmerz gerichtet haben. Sind Sie nun etwas verunsichert? Wiederholen Sie diese Übung ruhig ein paar Mal.

Es wird Ihnen dann immer bewusster werden, dass die schmerzende Hand, während Sie sich nur auf die Gefühle der rechten Hand konzentrieren, in den Hintergrund getreten oder sogar vollständig aus Ihrer Wahrnehmung verschwunden sind. Ganz wichtig ist, dass Sie dabei immer versuchen, den Druck mit dem Sie zukneifen, gleichmäßig lange und gleich stark, wie beim ersten Zukneifen, zu halten. Ebenfalls sollten Sie immer darauf achten zwischen dem ersten und dem zweiten Zukneifen so lange abzuwarten, bis der vorherige Schmerzreiz und die sichtbaren Druckstellen komplett verschwunden sind.

Wie ich bereits kurz erwähnt habe, sind Sie nur in der Lage sich mit Ihrem Verstand, auf eine Sache zu konzentrieren. Indem Sie sich auf die nicht schmerzenden Gefühle der rechten Hand konzentriert haben, kam es zu einer Harmonisierung Ihres Gefühls. Auch wenn der Schmerzreiz und der Druck mit dem Sie zugekniffen haben derselbe war, so haben Sie ihn nicht als solchen empfunden. Mit der Harmonisierung des Gefühls, wirkt gleichzeitig die Harmonisierung des Körpers. Während wir uns nur auf die Gefühle der rechten, nicht schmerzenden Hand konzentrieren, verschwinden langsam die Druckstellen und der Schmerzreiz der linken Hand. Der Körper stellt den normalen Hautzustand des linken Handrückens automatisch wieder her, allerdings mit dem Vorteil, dass wir nicht unter dem Schmerz leiden müssen. Vielleicht sagen Sie jetzt, dass die Konzentration auf die rechte Hand lediglich den Schmerzreiz unterdrückt hat, aber keinesfalls einen Heilanstoß gegeben hat.

Dem möchte ich gerne wie folgt widersprechen. Eine Übung kann nicht das ganze Ausmaß eines Heilungsprozesses durch Quantenenergie demonstrieren. Diese Übung soll lediglich dazu dienen, Sie Schritt für Schritt an das Thema heranzuführen. Ich bin mir sicher, dass viele von Ihnen, liebe Leserinnen und Leser, während dieser Übung schon einen Aha-Effekt hatten.

Wenn Sie jedoch zu den Menschen gehören sollten, die immer noch skeptisch in Bezug auf das Heilen mit Quantenenergie sind, möchte ich Ihnen nun von einem fantastischen Beispiel, für die Möglichkeit der Heilung durch Quantenenergie, berichten. In verschiedenen Studien wurden Brandopfer mit klinischer

Hypnose behandelt. Das Ziel war es, durch Suggestionen und andere mentale Techniken, das Schmerzempfinden und die Ängste der Patienten vor Operationen zu reduzieren. Hierbei wurde unter anderem ebenfalls so gearbeitet, wie Sie es in unserer kleinen Übung getan haben. Die Aufmerksamkeit wurde auf die Heilung, beziehungsweise den gesunden Zustand, gerichtet. Allerdings im Zustand der Trance um ein Vielfaches stärker, als es im Wachzustand möglich wäre. Die Psychologen trainierten mit ihren Patienten in Trance ihre Aufmerksamkeit zu verlagern.

Mit Erfolg, das Schmerzempfinden der Patienten verringerte sich und Ängste vor bevorstehenden Operationen und Transplantationen verringerten sich. Das war jedoch noch nicht Alles. Das Ziel der Behandlung war im Grunde nur die Reduzierung von Schmerzen und Ängsten.

Durch den Anstoß der Harmonisierung, wie es aus Sicht der Quantenheilung erklärt würde, hatte dies auch zur Folge, dass jene Patienten, die mit klinischer Hypnose behandelt wurden, einen viel schnelleren Heilerfolg aufwiesen und die Rate der Hauttransplantationen gegenüber den Patienten, deren Harmonisierung nicht angestoßen wurde, sank. Dabei ist zu erwähnen, dass die klinische

Hypnose, in diesem Fall, das Werkzeug zum Anstoß der Harmonisierung war. Das soll nicht bedeuten, dass Sie nun einen Psychologen oder Hypnosetherapeuten aufsuchen müssen um mit der Quantenheilung Erfolge zu erzielen. Die klinische Hypnose war in diesem Fall nur ein Hilfsmittel und es geht vielmehr um die Aufmerksamkeit und Wahrnehmung der Patienten, die eine energetische Harmonisierung des Organismus zur Folge hatte. Die klinische Hypnose, durchgeführt von einem Psychologen oder speziell ausgebildeten Therapeuten, ist durchaus eine Möglichkeit eine solche Harmonisierung anzustoßen, jedoch keine Voraussetzung dafür.

Ich hoffe mit diesem Beispiel, der schnelleren Heilung von Brandwunden und geringeren Hauttransplantationsrate, auch jene Skeptiker unter Ihnen, liebe Leserinnen und Leser, von den enormen Möglichkeiten der Quantenheilung überzeugt zu haben. Eine weitere Eigenschaft, die diese Übung vermitteln soll, ist die Erkenntnis, dass wir neben der schmerzenden Hand auch eine nicht schmerzende Hand haben. Es ist eine natürliche und wichtige Reaktion, dass wir unsere Aufmerksamkeit im Falle von Schmerz, verursacht beispielsweise durch eine Verletzung, zunächst einmal vorrangig wahrnehmen. Ohne das

Schmerzempfinden sind wir nicht in der Lage, spontan eine Verletzung oder Erkrankung wahrzunehmen, es sei denn, wir sehen sie sofort. Der Schmerzreiz signalisiert uns die Disharmonie, wenn wir es im Sinne der Quantenheilung ausdrücken wollen. Ist dieser Schmerz und damit die Disharmonie jedoch erkannt, ist es vollkommen unlogisch, dass wir uns nur noch darauf konzentrieren. Sie sollten ein Feingefühl dafür entwickeln, die Disharmonien zu spüren und zu harmonisieren. Seien Sie sich stets dessen bewusst, dass es neben dem schmerzenden Teil des Körpers auch einen, wenn nicht sogar größeren, nicht schmerzenden Teil gibt. Auch wenn ein Teil Ihres Körpers eine Erkrankung, also eine Disharmonie erzeugt, gibt es immer noch einen harmonischen Teil Ihres Körpers.

Nachdem Sie diese Informationen, durch das Erleben der Übung und das Gelesene, nun hoffentlich tief und fest in sich verankert haben, möchte ich mit Ihnen noch einen Schritt weitergehen und das zeitgleiche Erleben von zwei Körperteilen trainieren. Diese einfach zu erlernende, aber für die Quantenheilung sehr wichtige Eigenschaft, stellt die letzte Säule des Heilens mit Quantenenergie dar.

Die Synchronisation

Um mit der Quantenheilung erfolgreich zu arbeiten ist es notwendig, dass Sie in der Lage sind aktiv die Harmonisierung anzustoßen und nicht darauf zu warten, dass sie irgendwann einmal eintritt. Die folgende Übung der Synchronisation trainiert die Fähigkeit Quantenheilung, beziehungsweise eine Harmonisierung, aktiv in Gang zu setzen. Allein die Durchführung der folgenden Übung reicht aus um einen Geisteszustand der Harmonisierung zu erreichen. Wiederholen Sie diese Übung am Besten so lange, bis sie Ihnen gelingt.

Bevor Sie mit der folgenden Übung beginnen, sollten Sie dafür sorgen, dass Sie ungestört sind. Sollten Sie Familie haben, legen Sie dieses Buch beiseite, bis Sie einen Moment Zeit für sich und diese Übung haben.

Diese Übung ist der Schlüssel zur Quantenheilung und daher ist sie einfach zu wichtig um sie nur nebenbei zu praktizieren. Sich nur ein bisschen mit Heilung zu beschäftigen reicht nicht aus, um wirkliche Erfolge spüren zu können. Es ist wirklich sehr wichtig, dass Sie die in diesem Buch beschriebenen Übungen mit voller Achtsamkeit und Konzentration üben. Glauben Sie mir, auch wenn Sie am Anfang bei einigen Übungen vielleicht noch Probleme haben, werden Sie schnell Fortschritte machen, die Sie dazu motivieren am Ball zu bleiben.

Übung:

Legen Sie sich auf eine bequeme Unterlage und strecken die Arme und Beine gemütlich aus. Sie sollten eine ausreichend breite Unterlage wählen, wie zum Beispiel Ihre Wohnzimmercouch. Ich empfehle, dass Sie sich einfach in Ihr Bett legen, sich jedoch nicht zudecken, da die Decke Ihre Empfindungen stören kann. Lockern Sie beengende Bekleidungsstücke.

Wenn es nötig ist, öffnen Sie den Knopf Ihrer Hose. Atmen Sie nun tief ein und halten Sie den Atem für einige Sekunden an, so wie Sie es von den vorherigen Übungen bereits kennen. Übertreiben Sie es nicht, aber warten Sie ruhig bis der natürliche Drang zum Weiteratmen einsetzt und er Ihnen zeigt, dass nun wieder Zeit zum Atmen ist. Atmen Sie dann einfach in einem ruhigen Atemrhythmus gleichmäßig weiter. Lassen Sie Ihren Körper für Sie Atmen. Sie werden nun wieder spüren, wie diese Atemtechnik und der damit verbundene Gasaustausch Ihren

Körper mehr und mehr entspannt. Schließen Sie nun Ihre Augen und stellen Sie sich einen Schalter vor. Egal ob Sie sich einen Kippschalter oder einen Drehschalter vorstellen, wichtig ist , dass Sie ihn entweder vor Ihrem geistigen Auge sehen oder einfach wissen, dass er da ist. Nehmen Sie sich ruhig eine Weile Zeit bis Sie die Vorstellung eines Schalters haben. Dieser Schalter hat zwei Funktionen, zum Einen die Funktion „ein" und zum Anderen die Funktion „aus".

Nachdem Sie nun Ihren persönlichen Schalter in Ihrer Vorstellung kreiert haben, lenken Sie Ihre volle Aufmerksamkeit nur auf Ihren linken Fuß. Nichts Anderes ist mehr wichtig. Konzentrieren Sie sich nur auf Ihren linken Fuß und legen Sie in Ihrer Vorstellung Ihren Schalter auf Ihren linken Fuß. Schalten Sie bitte nun Ihren linken Fuß, mit Hilfe dieses Schalters, einfach aus. Schalten Sie Ihren linken Fuß bis zum Fußgelenk einfach ab, indem Sie den Schalter auf die Position „aus" stellen. Sie werden spüren, dass sich der linke Fuß dann etwas anders anfühlt, als der Rechte. Noch einmal. Sobald Sie den Schalter auf die Position „aus" stellen, schalten Sie damit gedanklich Ihren linken Fuß, auf den sich Ihre volle Aufmerksamkeit richtet, bis zum Fußgelenk einfach ab.

Sie werden dann spüren, dass er sich etwas anders anfühlt als der rechte Fuß. Sobald Sie auch nur den geringsten Unterschied in Ihren Füßen spüren können, legen Sie den Schalter von Ihrem linken Fuß nun auf Ihren rechten Fuß und schalten Sie auch diesen einfach bis zum Fußgelenk ab. Sie werden dann spüren, dass sich das Gefühl im rechten Fuß an den Linken angleicht. Die Harmonisierung beginnt. Sollten Sie noch irgendwelche Zweifel daran haben ob sich beide Füße nun gleich anfühlen oder nicht, legen Sie den Schalter einfach auf Ihr linkes Schienbein zwischen Fußgelenk und Knie. Schalten Sie auch dieses, nun genau so, wie Sie es mit den Füßen gemacht haben, einfach ab.

Sie werden dann spüren, dass sich das linke Schienbein, zwischen Fußgelenk und Kniegelenk, etwas anders an fühlt als das Rechte. Sobald Sie diesen Unterschied auch nur im Geringsten wahrnehmen, legen Sie den Schalter vor Ihrem geistigen Auge und in Ihren Gedanken einfach auf das rechte Schienbein. Schalten Sie nun auch dieses wieder ab und spüren Sie, wie sich das Gefühl in ihrem rechten Schienbein an das Gefühl des linken Schienbeins angleicht. Lassen Sie sich ruhig Zeit und konzentrieren Sie sich auf nichts anderes. (Ende der Übung)

Menschen reagieren auf diese Übung bei der ersten Umsetzung sehr verschieden. Einige können das Gefühl der Angleichung, beziehungsweise Harmonisierung, sofort spüren und erleben. Andere dagegen haben anfangs noch etwas Probleme ihre Aufmerksamkeit wirklich auf das eine Körperteil zu richten und eine gefühlsmäßige Angleichung wahrzunehmen. Ganz egal zu welchen Menschen Sie gehören, jeder, wirklich jeder Mensch ist in der Lage dazu diese Übung durchzuführen, sei es auch mit etwas Training.

Selbstheilung

Es ist durchaus normal, wenn Sie einige oder mehrere Versuche brauchen um das Gefühl der Harmonisierung zu spüren. Es spielt auch keine Rolle, ob Sie einen oder mehrere Versuche benötigen. Wichtig ist, dass Sie diese Übung mehr als einmal durchführen. Ich bin mir sicher, dass Sie bei jeder Durchführung kleine oder große Schritte nach vorne machen werden. Sie können die Übung übrigens mühelos erweitern. Ich rate Ihnen sogar dazu.

Wenn Sie also das Gefühl haben, dass Sie nach dem Abschalten des rechten Schienbeins zwar schon eine Veränderung, jedoch noch keine Harmonisierung wahrnehmen, fahren Sie mit der Übung einfach fort, in dem Sie den Schalter als Nächstes auf Ihren linken Oberschenkel legen und diesen zwischen Knie und Hüftgelenk einfach abschalten. Anschließend fahren Sie mit dem rechten Oberschenkel fort.

Sie können sogar anschließend damit beginnen Ihre Hände, Ihre Unterarme und Oberarme, nacheinander durch diese Methode anzugleichen, beziehungsweise zu harmonisieren. Meiner Erfahrung nach werden Sie, spätestens bei der Harmonisierung der Oberarme, in einem Zustand des klaren Bewusstseins sein. Lassen Sie sich jedoch Zeit, überstürzen Sie nichts. Oft hilft auch eine angenehme Musik im Hintergrund, welche Sie ruhig und entspannt bei Ihrer Übung begleitet. Wie bereits kurz angedeutet, spielt es keine große Rolle, welche Körperteile Sie zur Harmonisierung verwenden. Es ist auch durchaus möglich, beispielsweise, die linke Hand und den rechten Fuß zu harmonisieren. Meiner Erfahrung nach ist es jedoch für Anfänger etwas schwieriger zwei verschiedene Körperteile zu harmonisieren (z.B. Hand und Fuß).

Vielleicht haben Sie ein bestimmtes Körperteil, das Ihnen Probleme bereitet. Vielleicht ein schmerzendes Knie. Hier stellt sich Ihnen eventuell die Frage, ob Sie anstatt die Harmonisierung der Füße, eher die Harmonisierung der Knie vornehmen sollten. Meine Antwort darauf ist: Versuchen Sie es!

Es kann sein, dass es Ihnen besser gelingt ein schmerzendes Körperteil mit dem entsprechenden nicht schmerzenden Körperteil zu harmonisieren. Es kann aber auch durchaus sein, dass der bestehende Schmerz Ihre Konzentration stört und es Ihnen schwerer fällt. Da Menschen jedoch durchaus unterschiedlich sind und ich Sie leider nicht persönlich kenne, rate ich Ihnen dazu es einfach einmal auszuprobieren. Viel wichtiger als der Wille der Schmerzbekämpfung durch Harmonisierung, ist der geistige Prozess der dahinter steht. Ob Sie nun ein schmerzende Körperteil und ein entsprechendes nicht schmerzendes Körperteil harmonisieren oder beispielsweise Ihre beiden nicht schmerzenden Füße, spielt eigentlich nur eine nebensächliche Rolle. Die Harmonisierung, die Sie durch die Übung geistig anstoßen, wirkt sich auf Ihren kompletten Körper aus. Vielleicht stellen Sie sich jetzt die Frage, ob ein so simples Prinzip der Angleichung und Harmonisierung für den Prozess, der mittlerweile sehr bekannten Methode, der Heilung durch Quantenenergie ausreichen kann. Haben Sie mehr erwartet?

Sind Sie vielleicht ein bisschen enttäuscht, dass nicht mehr dahinter steckt? Falls Sie sich nun diese Fragen stellen, möchte ich Sie wieder an Ihre Aufmerksamkeit erinnern. Können Sie sich noch daran erinnern, dass Sie nicht nur eine schmerzende Hand, sondern auch eine nicht schmerzende Hand haben? Wenn Sie nun in dem Denkprozess sind der Ihnen das Gefühl gibt, dass Sie doch mehr erwartet haben von der Methode der Quantenheilung, dann bitte ich Sie nun, die ganze Sache einmal anders herum zu sehen.

Richten Sie doch bitte Ihre Aufmerksamkeit einmal darauf, wie schön es doch ist, den Selbstheilungsprozess durch das Trainieren von vier einfachen Übungen zu beschleunigen, beziehungsweise die Quantenheilung anzuregen. Hinter diesen einfachen Übungen die Ihr Feingefühl, Ihre Konzentration und Ihre Gesundheit stark verbessern können, stehen hoch komplizierte physikalische Gesetze. Die moderne Quantenphysik steckt noch in den Kinderschuhen, doch das was die Wissenschaftler bis jetzt herausgefunden haben, beeinflusst sogar die moderne Schulmedizin immer mehr. Es gibt mittlerweile sehr viele Ärzte, die ihre schulmedizinischen Behandlungsweisen mit der energetischen Heilarbeit kombinieren. Es bestehen bereits viele Kooperationen zwischen Schulmedizinern und Heilern.

Des Weiteren werden auch viele Seminare zum Thema Energiearbeit von immer mehr Medizinern besucht, welche sich auf diesem Gebiet weiterbilden möchten. Viele sachlich-orientierte Menschen, darunter auch viele Schulmediziner, brauchen oft erst einen wissenschaftlichen Nachweis um neue Methoden anzuerkennen. Diese wissenschaftlichen Nachweise gibt es jedoch bereits und es werden, Dank der Forschung, immer mehr. So wurde zum Beispiel von einem Physiker nachgewiesen, dass der Mensch mit seinem Bewusstsein in der Lage ist physikalische Modelle zu beeinflussen. Dieser Nachweis hat diesem Physiker später den Nobelpreis eingebracht.

Erfahrene Reiki-Meister kennen das Gefühl, während der Behandlung mit ihren Patienten zu verschmelzen. Jeder sachlich denkende Mensch kann sich das schlecht vorstellen und würde eine solche Aussage vielleicht als Fantasie oder Einbildung abwerten. Dennoch ist es so, dass nur durch das Praktizieren von Reiki (einfaches Handauflegen) bereits enorme Erfolge resultieren können. Erfahrene Reikianwender werden mir dies sicher bestätigen. Jeder der mit reinem Herzen und voller Überzeugung Reiki praktiziert, wird von kleineren, aber auch größeren Heilerfolgen, resultierend aus seiner Arbeit, berichten können.

Anders als die Schulmedizin betrachtet man in der Quantenheilung, beziehungsweise in der energetischen Heilarbeit, den Körper nicht als eine Maschine deren einzelne Bestandteile verschleißen und kaputtgehen können. Vielmehr bildet unser Körper eine Einheit und die moderne Quantenphysik untermauert diese These. Heilung ist immer ein ganzheitlicher Prozess. Es ist nicht möglich Einfluss auf eine einzelne Zelle zu nehmen, ohne dass alle anderen Zellen des Körpers mit beeinflusst werden. Unser Körper ist ein hochkomplexes System aus sich bewegenden Teilchen im Inneren unserer Zellen. Er ist kein Auto bei dem man im Falle von Verschleiß, einfach die Bremsscheiben wechselt.

Freuen Sie sich über jeden noch so kleinen Erfolg bei dieser Übung. Ich möchte Sie wirklich dazu animieren, diese und alle anderen Übungen, die ich Ihnen in diesem Ratgeber aufgeführt habe, regelmäßig zu praktizieren, denn sie werden Ihnen sehr helfen. Manchmal kann es vorkommen, dass man die Zeit dabei einfach vergisst. Im Zustand des klaren Bewusstseins fühlt man sich einfach nur wohl und das Zeitgefühl kann verschwinden. Freuen Sie sich auf das dabei entstehende Wohlgefühl. Konzentrieren Sie sich einfach darauf alle Schritte bis zur Synchronisation zu üben und zu erleben, wohl wissend, welch eine große Wissenschaft hinter diesen einfachen Übungen steckt. Konzentrieren Sie sich auf das Positive, nicht auf die Zweifel. Denken Sie an die spielerische Neugier eines Kindes. Um die Heilung selbst brauchen Sie sich nicht zu kümmern, diese geschieht in ihrem eigenen Tempo und völlig von selbst.

Methoden der Fremdheilung

Nachdem Sie nun die vier Säulen der Selbstheilung kennen gelernt und hoffentlich auch schon einige Erfahrung damit gesammelt haben, schlage ich vor, nun das Thema Fremdheilung anzusprechen. Erinnern Sie sich noch an den Physiker und späteren Nobel-Preisträger der nachgewiesen hat, dass wir Menschen in der Lage sind mit unserem Bewusstsein physikalische Modelle zu beeinflussen? Lassen Sie sich diesen Satz bitte einmal ganz langsam auf der Zunge zergehen.

Menschen sind in der Lage mit Hilfe ihres Bewusstseins physikalische Modelle zu beeinflussen.

Hinter diesem einfachen Satz verbirgt sich ein großes Wunder. Ich kann es nur als Wunder bezeichnen, ein anderes Wort fällt mir für diese fantastische Entdeckung wirklich nicht ein.

Bewusstsein kann die Wirklichkeit formen. Meine Erfahrung mit zahlreichen Patienten gibt mir die feste Überzeugung, dass mein Klient und ich während der Behandlung eine feste Einheit bilden. Die Erkenntnis des Physikers, dass wir mit unserem Bewusstsein in der Lage sind physikalische Modelle zu beeinflussen, unterstützt mich in meiner Überzeugung. Für jemanden, der mit dem energetischen Heilen oder der Quantenheilung noch nie etwas zu tun hatte, hört sich das wahrscheinlich idiotisch an. Vielleicht erklären Sie mich jetzt auch für verrückt. Sollten Sie jedoch bereits Erfahrung auf dem Gebiet der energetischen Heilung haben, werden Sie mich sicher verstehen und meine Aussagen gut nachvollziehen können.

Bevor ich nun beginne, Sie in verschiedene Methoden der Fremdheilung einzuweisen, müssen wir erst einmal über die Voraussetzungen sprechen.

Bevor Sie anderen helfen, sollten Sie in der Lage sein, sich selbst zu synchronisieren. Durch die genannten Übungen wird das entweder recht schnell, spätestens jedoch nach einiger Zeit der Übung, für Sie kein Problem mehr darstellen.

Als Nächstes ist es wichtig, dass Sie sich von dem Ziel trennen, Heilung erzwingen zu wollen, falls Sie dieses verfolgen. Bei den vier Säulen der Selbstheilung stoßen Sie den Selbstheilungsprozess durch die Harmonisierung und Synchronisation automatisch an. Sie brauchen und sollten nicht darüber nachdenken, wie schnell und auf welchem Wege die Heilung genau geschieht. Selbst die Wissenschaftler können bisher nur darüber spekulieren. Konzentrieren Sie sich bei der Fremdheilung, so wie Sie es bei den vier Säulen der Selbstheilung auch tun, nur darauf die Methoden und Übungen anzuwenden. Der Rest geschieht dann von selbst. Denken Sie immer daran: Heilung geschieht ohne Zwang und ist immer ein ganzheitlicher Prozess. Verwechseln Sie Ihr Bewusstsein bitte nicht mit Ihren Willen. Nutzen Sie das reine Bewusstsein zur Heilung, nicht Ihr Ego! Sobald Sie in irgendeiner Weise mit Ihrem Verstand, Ihrem Willen und Ihrem Ego versuchen Heilung zu erzwingen, nützen Ihnen die im Folgenden beschriebenen Fremdheilungsmethoden überhaupt nichts. Schalten Sie daher Ihr Ego ab und verfolgen Sie lieber den Gedanken des reinen Bewusstseins.

Als letzte Voraussetzung empfehle ich die innere Zielstellung. Dazu reicht es vollkommen aus, dass Sie in Ihrem Inneren kurz und knapp das Ziel der Behandlung formulieren. Konzentrieren Sie sich dabei immer auf den gesunden Zustand, nicht auf das Verschwinden-lassen-wollen einer Erkrankung, beziehungsweise eines Symptoms. In Bezug auf die Zielvorstellung gibt es verschiedene Ansichten. Ich möchte Sie nicht irritieren und Ihnen hier nicht zu viel auferlegen. Halten Sie bitte einfach für sich fest, dass Sie eine Zielvorstellung vom gewünschten Ergebnis kurz für sich selbst formulieren. Sie können dies auch bildhaft tun. Wenn Ihr Klient, beziehungsweise Patient, hinkend zu Ihnen kommt, so können Sie sich beispielsweise vorstellen, wie er völlig locker und schmerzfrei beim nächsten Besuch zu Ihnen kommt, um sich für Ihre Mühen und Ihre Hilfe zu bedanken. Ihre inneren Bilder und Vorstellungen werden sich auf Ihren Klienten übertragen. Sie werden während der Behandlung mit Sicherheit das gleiche Gefühl wie ich verspüren, nämlich, dass Sie nach einiger Zeit mit Ihrem Klienten verschmelzen.

Als Nächstes möchte ich mit der Einweisung in die verschiedenen Heilmethoden zur Fremdheilung beginnen. Bevor Sie eine der folgenden Methoden anwenden, denken Sie daran, sich vorher selbst zu synchronisieren. Nehmen Sie sich vor dem Termin mit Ihren Klienten ausreichend Zeit dafür. Es ist sehr wichtig.

Um mit Hilfe der Quantenenergie bei Ihren Klienten einen Heilungsprozess anzuregen ist es notwendig, dass Sie auf irgendeine Art und Weise mit ihm in Kontakt treten. Dies kann zum Einen über direkten Körperkontakt erfolgen oder zum Anderen auch durch mentalen Kontakt. Beginnen wir zunächst mit einer der beliebtesten und einfachsten Methoden - dem Handauflegen.

Heilende Hände

Wie Sie nun wissen ist diese Überschrift eigentlich falsch gewählt. Nicht die Hände sind es die heilen, sondern die Harmonisierung und Synchronisation des energetischen Gleichgewichts. Ihre Hände dienen lediglich dazu einen Kontakt herzustellen. Um Sie noch etwas sensibler für diese Methode zu machen, möchte ich Ihnen zunächst noch eine kleine Übung vorstellen.

Übung:

Strecken Sie beide Arme weit nach vorne aus. Drehen Sie nun die Handinnenflächen zueinander, als wollten Sie in Ihre Hände klatschen. Die Ellenbogen sind durchgedrückt und auch die Finger zeigen gestreckt nach vorn. Der Abstand zwischen Ihren Händen sollte etwa 10 bis 20 cm betragen. Blicken Sie bitte nun auf Ihre Hände und fühlen Sie in Ihre Hände, bis in Ihre Fingerspitzen, hinein. Spüren Sie dieses Kribbeln?

Spüren Sie Ihre Handflächen? Egal wie Ihre Antwort bis zum jetzigen Zeitpunkt lautet, fahren Sie bitte nun damit fort sich vorzustellen, dass sich zwischen Ihren Händen ein kleiner Luftballon befindet. Er ist nicht prall aufgeblasen, sondern nur so weit, dass er noch flexibel ist und Form aufweist. Stellen Sie sich diesen Luftballon zwischen Ihren Handflächen ganz genau vor und halten Sie Arme und auch Finger gestreckt.

Beginnen Sie bitte nun die Handflächen so zu bewegen, als würden Sie klatschen wollen und drücken Sie mit dieser Bewegung den imaginären Luftballon an jeder Seite circa 1 bis 2 cm ein. Lösen Sie dann den Druck wieder etwas. Machen Sie das Ganze ein paar Mal hintereinander. Bewegen Sie Ihre Hände auf jeder Seite des imaginären Luftballons circa 1 bis 2 cm aufeinander zu und bringen Sie Ihre Hände dann wieder in die Ausgangsposition. Erhöhen Sie die Geschwindigkeit und finden Sie Ihren persönlichen Rhythmus bei dieser Bewegung. Es darf ruhig ein bisschen schneller sein.

Was ist Ihnen aufgefallen? Spürten Sie diesen Ballon zwischen Ihren Händen? Spürten Sie den Druck, der von diesem Ballon ausgeht, je mehr

Sie ihn zusammenpressen? Könnte es sein, dass Sie Energie gespürt haben?

Nun erweitern wir diese Übung etwas. Wiederholen Sie die Übung mit dem imaginären Ballon zwischen Ihren Händen und beobachten Sie, ob sich das Gefühl etwas intensiviert hat. Auch hier spielt Übung eine große Rolle. Entwickeln Sie ein Feingefühl, wenn Sie es nicht schon, durch das Praktizieren der vorherigen Übungen in diesem Ratgeber oder anderer Methoden, entwickelt haben.

Als Erweiterung möchte ich Sie bitten die Arme und die Hände in der Position nach vorn gestreckt zu halten, mit den Handflächen zueinander zeigend. Schauen Sie nun zwischen Ihren Handflächen hindurch und versuchen Sie in dieser Position Ihre linke und rechte Hand zu synchronisieren. Schalten Sie dazu, wie Sie es vorher bereits gelernt haben, einfach die linke Hand bis zu Ihrem Handgelenk ab. Wenn Sie das getan haben, werden Sie spüren, dass die linke Hand sich etwas anders anfühlt als die Rechte. Sobald Sie das wahrnehmen, beginnen Sie damit auch Ihre rechte Hand bis zu Ihrem Handgelenk einfach abzuschalten und warten Sie bis sich das Gefühl der rechten Hand dem Gefühl der Linken angleicht. (Ende der Übung)

Nachdem Sie sich vor der Behandlung Ihres Klienten selbst synchronisiert haben, können Sie mit der Fremdheilung beginnen.

Ich praktiziere die Methode des Handauflegens in zwei Varianten. Die erste Variante verwende ich bei Erkrankungen verschiedener Körperpartien, wie zum Beispiel ein schmerzendes Gelenk. Die zweite Variante verwende ich bei Erkrankungen oder Beschwerden, die sich nicht auf ein bestimmtes Körperteil beziehen. Dies können Allergien, Asthma oder auch seelische Probleme sein.

Erste Variante:

Bitten Sie Ihren Klienten sich bequem hinzulegen oder zu setzen. Machen Sie mit ihm gemeinsame die Atemübung, die Sie aus diesem Ratgeber kennen. Atmen Sie mit Ihrem Klienten tief ein und halten die Luft für wenige Sekunden an. Dabei kann jeder für sich entscheiden, wann es wieder an der Zeit ist weiter zu atmen. Die entspannende Wirkung dieser Atemtechnik wird Ihnen und Ihrem Klienten helfen sich auf die Behandlung einzustellen. Legen Sie nun Ihre linke Hand auf den Bereich des Körpers der Ihrem Klienten Probleme bereitet. Fühlen Sie sich voll und ganz in Ihre linke Hand hinein. Nehmen Sie Ihre Hand voll und ganz wahr. Achten Sie darauf wie sie sich anfühlt. In diesem Moment ist nichts anderes wichtig oder nötig. Sobald Sie sich dann voll und ganz in Ihre Hand hinein gefühlt haben, legen Sie Ihre rechte Hand auf eine Stelle des Körpers, von der Ihr Klient Ihnen sagt, dass sie sich gut anfühlt.

Auf diese Stelle legen Sie dann Ihre rechte Hand und beginnen damit sich nur noch auf Ihre rechte Hand zu konzentrieren. Spüren Sie sich voll und ganz in sie hinein, genau so wie Sie es bei der linken Hand getan haben. Sobald Sie nun auch die rechte Hand gänzlich und in voller Achtsamkeit wahrnehmen, beginnen Sie damit beide Hände zu synchronisieren. Nachdem Sie die Synchronisation bereits einige Male in den vorherigen Übungen trainiert haben, wird Ihnen das auch im direkten Kontakt mit Ihren Klienten keine Probleme bereiten. Durch das Synchronisieren Ihrer Hände, synchronisieren Sie sich selbst und übertragen diese Synchronisation auf Ihren Klienten. Dies geschieht völlig automatisch.

Sie brauchen nichts anderes zu tun, als abzuwarten. Alles was Sie tun konnten haben Sie nun getan. Wir Menschen sind es in der Regel gewohnt, etwas zu tun, um etwas zu erreichen. Schon seit unserer Kindheit hören wir die Worte unserer Lehrer immer und immer wieder: "Sei fleißig und strenge Dich an!“. Dieses Prinzip ist auch vollkommen in Ordnung. Wenn es jedoch um die energetische Heilarbeit geht, ist diese Einstellung kontraproduktiv. Je mehr Sie versuchen etwas mit Ihrem Willen zu erzwingen, umso mehr arbeiten Sie gegen die Harmonie.

Lassen Sie die wunderbare und schöpferische Kraft des Universums die Arbeit für Sie tun. Ebnen Sie lediglich den Weg dafür, indem Sie den Heilanstoß geben. Helfen Sie Ihren Klienten, durch Ihre eigene Synchronisation, wieder in das harmonische Gleichgewicht zu kommen. Das war's.

Halten Sie diesen Zustand nun für mindestens 10 Minuten, am Besten noch etwas länger. Das Besondere und Schöne dabei ist, dass Sie nicht nur Ihren Klienten helfen, sondern auch sich selbst. Der Alltag bringt uns immer wieder aus dem Gleichgewicht. Wir können uns noch so sehr bemühen, in Harmonie durchs Leben zu gehen, irgendwann kommt irgendetwas, das uns in die Quere kommt und uns aus dem Gleichgewicht wirft. Durch die Arbeit als Quantenheiler bekommen wir, indem wir anderen Menschen helfen, auch immer wieder etwas zurück. Wir harmonisieren uns selbst.

Zweite Variante:

Wie bereits erwähnt benutze ich die Variante 1 nur zur Behandlung von Erkrankungen und Beschwerden, die sich auf einzelne Körperteile beziehen. Die folgende Variante verwende ich bei Erkrankungen, die nicht so exakt zu deuten sind, wie es zum Beispiel bei einem schmerzenden Knie der Fall ist.

Bitten Sie für diese Variante Ihren Klienten darum, sich gemütlich auf eine weiche Unterlage zu legen. Am Besten sind hierzu Massageliegen geeignet, wie sie bei der Physiotherapie (Krankengymnastik) verwendet werden. Solche Massageliegen gibt es ab circa 100 € im Internet zu bestellen. Natürlich ist eine solche Massageliege kein Muss, aber wenn Sie vorhaben dauerhaft als Quantenheiler tätig zu sein, empfiehlt es sich eine solche Massageliege anzuschaffen. Da diese Liegen in der Regel nicht sehr dick gepolstert sind, sollten Sie diese durch Auflegen von Wolldecken oder Ähnlichem, für Ihren Klienten noch etwas bequemer machen.

Machen Sie zu Beginn wieder gemeinsam die Atemübung, genau so wie Sie es bei der Variante 1 getan haben. Atmen Sie mit Ihrem Klienten tief ein und halten die Luft für wenige Sekunden an.

Dabei kann jeder wieder für sich entscheiden, wann es wieder an der Zeit ist weiter zu atmen. Sie können diese Atemtechnik mit Ihrem Klienten auch zwei Mal wiederholen. Oft ist die Wirkung dann noch spürbarer und entspannender. Nehmen Sie sich nun einen Stuhl und setzen Sie sich an das Kopfende der Liege. Legen Sie Ihre linke Hand an die linke Kopfhälfte Ihres Klienten und die rechte Hand an die rechte Kopfhälfte.

Mit Ihrer linken Hand decken Sie die linke Gehirnhälfte ab und mit Ihrer rechten Hand, decken Sie die rechte Gehirnhälfte ab. Sie halten nun, im wahrsten Sinne des Wortes, die Steuerzentrale Ihres Klienten in Ihren Händen. Fühlen Sie sich nun in Ihre beiden Hände gleichzeitig hinein. Bei dieser Übung ist es nicht notwendig sich zuerst in die linke und dann in die rechte Hand einzufühlen, da Sie in diesem Fall kein einzelnes Symptom an einem bestimmten Körperteil behandeln wollen.

Wenn ein Klient zu Ihnen kommt und über Beschwerden, wie Allergien oder Asthma klagt, ist es nicht möglich, wie bei der Variante 1 mit einem bestimmten Körperteil, bei dem sich die Erkrankung durch ein Symptom bemerkbar macht, in Kontakt zu treten. Da sämtliche Prozesse des Körpers aus dem Gehirn heraus durch energetische Signale etc. gesteuert und beeinflusst werden, legen Sie Ihre Hände gleichzeitig auf den Kopf. Das Einzige, was Sie nun tun müssen, ist sich wieder voll und ganz in Ihre beiden Hände hineinzufühlen, sie voll und ganz wahrzunehmen und zu synchronisieren. Den Rest kennen Sie bereits. Warten Sie einfach ab und tun Sie nichts!

Halten Sie den Kontakt bei dieser Variante des Handauflegens für mindestens 20 bis 30 min, das wäre optimal. Sie werden begeistert sein, welche Aussagen über Erlebnisse Sie anschließend von Ihren Klienten zu hören bekommen. Einige Menschen beginnen bunte Farben und Muster zu sehen.

Andere verlieren ihr Zeitgefühl und sind nach einer dreißigminütigen Anwendung der Meinung sie hätten nur 5 Minuten dort gelegen und lächeln sie in völliger Entspannung und Harmonie, nach der Behandlung, an. Auch jetzt, wo ich diese Zeilen schreibe, spüre ich eine gewisse Freude, wenn ich daran denke, welche positiven Erlebnisse Sie bei der Anwendung dieser Methode mit Ihren Klienten haben werden. Es besteht übrigens auch die Möglichkeit diese beiden Varianten mit den Fingerspitzen der Zeigefinger durchzuführen. Wichtig ist lediglich, dass ein

Kontakt hergestellt wird. Da wir jedoch die Synchronisation der Hände in diesem Ratgeber mehrfach geübt haben und das Prinzip der Synchronisation und der Durchführung völlig gleich ist, rate ich dazu Ihre Handflächen zu nutzen. Oft ist der Kontakt mit den Handflächen für den Klienten noch angenehmer, als ein einfacher Fingerkontakt. Dies ist meine persönliche Erfahrung.

Energetische Begradigung

Eine ganz besondere Form des energetischen Heilens ist die energetische Begradigung oder auch Wirbelsäulenbegradigung, wie sie oft genannt wird. Diese Form der Heilung ist noch nicht lange bekannt, vermag aber Unglaubliches zu leisten. Sie unterscheidet sich ein wenig von der bisherigen hier angesprochenen Art des Heilens. Ich habe lange recherchiert, konnte jedoch nur Spekulationen über die Wirkungsweise dieser wundervollen Heilmethode finden.

Es ist bei dieser Form der Heilarbeit nicht notwendig einen körperlichen Kontakt herzustellen um sofort sichtbare Ergebnisse zu erzielen. Ja, sichtbare Ergebnisse. Das Grundprinzip dieser Methode ist einfach und doch hoch kompliziert. Der Heiler sendet eine Art Impuls (ohne Körperkontakt) an sein Gegenüber. Die Wirkung soll die komplette Ausrichtung und Ordnung des körperlichen und geistigen Systems innerhalb von Sekunden bewirken. Viele Anwender der Begradigung behaupten sie seien in der Lage, den kompletten Bewegungsapparat eines Menschen, ohne ihn zu berühren, innerhalb von Sekunden komplett ausgleichen zu können. Dazu gehört der Ausgleich von Beinlängendifferenzen mehrerer Zentimeter und beispielsweise die Heilung von Wirbelsäulenverkrümmungen und vieler anderer Erkrankungen, die laut Schulmedizin teilweise nicht heilbar sind. Auch wenn ich mich mit dem Versprechen von Heilungserfolgen lieber zurückhalte, um Enttäuschungen zu vermeiden, ist es in der Tat so, dass ich große Unterschiede nach einer solchen Anwendung bei meinen Klienten feststellen konnte. Die Wirkung wird von zahlreichen Heilern und Anwendern der energetischen Begradigung der Wirbelsäule bestätigt. Es gibt TV-Dokumentationen die bestätigen, dass Beinlängendifferenzen von 1 bis 2 cm nach einer Wirbelsäulenbegradigung, innerhalb von Sekunden bis maximal wenigen Minuten, sich komplett ausgeglichen haben.

Einige Klienten die mit Schulter, Knie und Rückenschmerzen zu mir kamen berichteten mir, nach erfolgter Anwendung, dass ihre Schmerzen völlig verschwunden seien. Nur ein Placeboeffekt? Ich denke nicht. Es gibt einfache Methoden der Vermessung der Körperstatik. Jedes Mal wenn ich mit der energetischen Aufrichtung arbeite, vermesse ich jeweils vor und nach der Anwendung meine Klienten und kann das Wunder dieser erstaunlichen Heilmethode mit eigenen Augen sehen. So wie es beim Heilen durch Handauflegen (Reiki) der Fall ist, gibt es die

Möglichkeit die Fähigkeit der energetischen Aufrichtung, beziehungsweise Wirbelsäulenbegradigung, durch eine sogenannte Einweihung zu bekommen. Ziel dieser Einweihung ist es eine bestimmte Energie, auf einen anderen Menschen zu übertragen, der dann auch fähig ist, diese weiter zu vermitteln. (Heiler welche diese Methode anwenden, sprechen oft von der Christus-Energie). Auf der anderen Seite gibt es auch Meinungen von Heilern, dass solche Einweihungen nicht nötig sind. Eine solche Einweihung beinhaltet die Begradigung des eigenen Körpers, beziehungsweise energetischen Systems, ein kurzes Infogespräch über die Christus-Energie und ein Ritual bei dem die Christus-Energie übertragen wird.

Vielleicht stellen Sie sich jetzt die Frage, welche Meinung ich als Autor und Anwender dieser Heilmethode vertrete und welche Erfahrungen ich mit dieser Methode gemacht habe. Bevor ich damit begonnen habe diesen Ratgeber für Sie zu schreiben, habe ich mich in die Begradigungsenergie einweihen lassen. Ich habe das komplette Ritual durchlaufen und auch eine sehr nette Unterhaltung mit der Heilerin geführt, welche die Aufgabe hatte mich einzuweihen. Allerdings habe ich bereits einige Jahre vor meiner Einweihung damit begonnen, Menschen zu begradigen.. Aus

Gründen der Fairness möchte ich erwähnen, dass ich jedoch ebenfalls, kurz bevor ich damit begonnen habe diese Energie zu nutzen, selber von einem Heilerkollegen begradigt wurde. Ich persönlich gehe davon aus, dass die Fähigkeit zur energetischen Begradigung entweder in jedem Menschen von Geburt an vorhanden ist oder sie automatisch durch die Begradigung übermittelt wird und nicht durch das Einweihungsritual.

Wenn es jedoch so ist, dass diese Energie nur von einem zu einem anderen Menschen übertragen werden kann, wer hat diese auf den ersten Menschen übertragen, der diese Form des energetischen Heilens erkannt und verbreitet hat?

Es soll Menschen geben die nie selbst begradigt wurden oder eine Einweihung mitgemacht haben, und trotzdem diese Energie zur Heilung anderer nutzen. Wie funktioniert jedoch die energetische Begradigung? Sie wollen sicher wissen, was Sie tun müssen um einen anderen Menschen, im wahrsten Sinne des Wortes, zu begradigen. Wenn ich Ihnen nicht auch dazu verraten würde, wie ich die Begradigung persönlich durchführe, wäre das ein schlechter Ratgeber. Aus diesem Grund möchte ich Ihnen im Folgenden eine 1 zu 1 Anleitung zur Durchführung der Wirbelsäulenbegradigung geben, so wie ich sie durchführe.

Bitten Sie Ihren Klienten sich auf eine bequeme Unterlage zu legen und die Augen zu schließen. Praktizieren Sie mit ihm die Atemtechnik, so wie beim Heilen durch Handauflegen.

Formulieren Sie kurz für sich selbst das Ziel der Behandlung. Sie wollen Ihren Klienten begradigen. Als Nächstes ist es, wie im Kapitel Fremdheilung beschrieben, wichtig, dass Sie den Wunsch abschalten etwas bewirken zu wollen. Da der Wille etwas erreichen zu wollen den Erfolg der Wirbelsäulenbegradigung scheitern lassen würde, führen Sie zunächst die Selbstsynchronisation durch. Die Selbstsynchronisation ist meiner Meinung nach nicht nur Voraussetzung dafür, dass Sie einen Impuls der Heilung übertragen oder vermitteln können, sie hält Sie auch davon ab, die Übertragung des Impulses dadurch zu verhindern, dass Sie kurz vorher doch noch aus Ihrem reinen Bewusstsein heraustreten, sich Ihr Ego einschaltet und den Impuls verhindert.

Synchronisieren Sie sich also zunächst selbst, so wie Sie es in diesem Ratgeber gelernt haben. Wenn Sie das getan haben, gibt es nur noch eine Kleinigkeit für Sie zu tun. Sie müssen die innere Entscheidung treffen, wann der Impuls zur Begradigung übertragen werden soll. Das ist

Alles! Auch hier kommt es wieder darauf an, zu erkennen, dass man selbst nicht in der Lage ist etwas durch seinen Willen zu bewirken. Das Einzige, was Sie tun können ist Heilung anzustoßen und bei der energetischen Begradigung tun Sie das nur durch das Festsetzen eines Zeitpunktes. Wenn Sie sich im Zustand der Selbstsynchronisation befinden, müssen Sie in sich hinein fühlen. Sobald Sie das Gefühl haben, dass genau jetzt der richtige Zeitpunkt ist, treffen Sie die Entscheidung, dass es jetzt geschehen soll. Mehr brauchen Sie wirklich nicht zu tun. Mehr tue ich auch nicht. Mit dem Treffen der inneren Entscheidung "Jetzt", wird die Energie in Sekunden schneller übertragen.

Es kann vorkommen, dass Sie einige Male bei der Anwendung scheitern werden. Geben Sie bitte nicht auf, falls das bei Ihnen der Fall sein sollte. Ich selbst habe zahlreiche Versuche gebraucht um den richtigen Zeitpunkt für mich festzulegen. Es gab immer wieder Momente, in denen ich, in den Anfängen, kurz davor war die Entscheidung "Jetzt" zu treffen und mich Zweifel blockiert haben. Ich habe dann zwar den Zeitpunkt bestimmt wann es geschehen soll, tat dies jedoch mit Zweifeln. Ich denke, dass Zweifel eine weitere Rolle für einen Misserfolg bei der energetischen Begradigung sein können. Dennoch habe ich es immer wieder probiert und es gelang mir schließlich die Zweifel zu beseitigen und die Energie zu übertragen.

Seitdem ich meinen ersten Klienten begradigt habe, gab es keine Fehlversuche mehr. Bleiben Sie also dran und üben Sie. Sollten Sie an der Existenz der Begradigungsenergie zweifeln und aus diesem Zweifel heraus keinen Erfolg bei der Begradigung haben, rate ich Ihnen dazu, sich jemandem anzuvertrauen, der die Begradigung praktiziert oder darauf spezialisiert ist andere Menschen in die Begradigungsenergie einzuweihen. Auch wenn ich der Meinung bin, dass dies nicht immer notwendig ist, kann es eine große Hilfe für Sie darstellen. Sie werden die Begradigung dann am eigenen Körper erleben.

Wenn Sie bisher noch keine Erfahrung als Heiler haben oder auch sonst noch nie mit dem Thema energetisches Heilen in Kontakt gekommen sind, wird dieser Ratgeber Ihnen bis hierher bestimmt den Kopf verdreht haben. Ich möchte es jedoch trotzdem riskieren Ihnen noch von einer weiteren Eigenschaft der energetischen Begradigung zu berichten. Die Begradigung funktioniert auch auf die Ferne, über viele 100 km hinweg. Ich selbst habe das in zahlreichen Tests herausgefunden.

Noch ein kurzer Hinweis:

Die Energie, welche bei einer energetischen Begradigung freigesetzt wird, wirkt sich enorm auf den Körper Ihres Klienten aus. Manchmal ist es so, dass die Klienten zum Zeitpunkt der Energieübertragung etwas spüren. Beispielsweise bekommen einige Klienten zeitgleich mit Ihrer inneren Entscheidung der Energieübertragung einen Schauer. Andere dagegen spüren erst einmal überhaupt nichts. Wenn sich jedoch der Bewegungsapparat eines Menschen verändert, bringt das Nachwirkungen mit sich. Muskeln und Sehnen, die sich an alte krankhafte Zustände angepasst haben, müssen sich jetzt auf den neuen Zustand des Bewegungsapparates einstellen. Dies kann starken Muskelkater, aber auch Regulationsschmerzen hervorrufen. Eine weitere Folge der Begradigung können massive psychische Veränderungen sein. Ich erlebe es immer wieder, dass sich die Menschen nach einer Begradigung in sich zurückziehen oder seelische Blockaden gelöst werden. Diese Prozesse der Heilung und inneren Reinigung sind notwendig um das Gleichgewicht wieder herzustellen. Sie können für den Einzelnen doch vorübergehend auch unangenehm sein. Sprechen Sie das bitte unbedingt vor der Anwendung der energetischen Begradigung mit Ihren Klienten durch. Bieten Sie ihm an für ihn zumindest telefonisch erreichbar zu sein, wenn er das Bedürfnis hat mit Ihnen darüber zu sprechen. Ob Sie die energetische Begradigung nun praktizieren oder nicht liegt ganz in Ihrer Verantwortung. Meiner Erfahrung nach ist diese Methode genauso hoch effektiv, wie geheimnisvoll und alles was nach einer Begradigung folgt, dient dem Zweck der Neuordnung von Körper und Geist.

Nachwort

Das Ziel, das ich mir vor dem Schreiben dieses Ratgebers gesetzt habe war es, Ihnen in einem kleinen und handlichen Buch, eine Art gut zu verstehende Gebrauchsanweisung zum Heilen mit Quantenenergie zu geben. Dieser Ratgeber soll Ihnen als eine Schritt-für-Schritt-Anleitung zum schnellen Einstieg in das Heilen mit Quantenenergie dienen.

Wenn Sie die Übungen in diesem Buch praktiziert haben und weiterhin zur Selbst- aber auch Fremdheilungg anwenden, werden Sie viele Aha-Erlebnisse haben. Viel mehr noch, Sie werden wahre Veränderungen an sich selbst und an den Menschen erleben, die sich Ihnen als Klienten anvertrauen. Schenken Sie jedem kleinen Erfolg Ihre Aufmerksamkeit und freuen Sie sich darüber. Denken Sie an die kindliche Neugier mit der ich Ihnen, bereits am Anfang dieses Ratgebers, empfohlen habe an die beschriebenen Übungen und Techniken heranzugehen.

Vor allem wünsche ich Ihnen jedoch, dass Sie das Prinzip der Angleichung auch auf Ihren Alltag übertragen können. Erinnern Sie sich noch? Es gibt nicht nur einen schmerzenden Körperteil, sondern auch Körperteile die nicht schmerzen.

Auf den Alltag übertragen kann man das leicht umformulieren. Es gibt nicht nur Ärgerliches, sondern auch Freuden! Es kommt ganz darauf an, wohin Sie Ihre Aufmerksamkeit lenken. In diesem Sinne bedanke ich mich bei Ihnen, liebe Leserinnen und Leser, und wünsche Ihnen alles Gute!

Ihr
Friedbert Fromm
(Energetischer Heiler)

Hinweis:
Dieses Buch ist im Sinne des geistigen Heilens geschrieben und verfolgt somit das Ziel, Methoden zur Aktivierung der Selbstheilungskräfte zu vermitteln. Um Missverständnisse zu vermeiden möchte ich darauf hinweisen, dass das Wort „Heilung“ in diesem Buch nicht im Sinne der Schulmedizin verstanden werden darf. Als Anwender der in diesem Buch vorgestellten Methoden sind sie kein Behandler, sondern ein Heilkraftvermittler, beziehungsweise Heilanstoßgeber. Bitte beachten Sie die bestehenden Gesetze (Heilpraktikergesetz). Geben Sie bitte keine Heilungsversprechen und ersetzten Sie bitte nicht Ihre ärztlich verordnete Behandlung durch die in diesem Buch vorgestellten Methoden. Die genannten Übungen und Methoden dienen der Förderung der Selbstheilungskräfte. Es werden in diesem Ratgeber keine Heilungsversprechen gegeben.